AF585758

DES

NÉVRALGIES

DENTAIRES

ET DE

LEURS RAPPORTS AVEC L'ODONTOTECHNIE.

PAR LE DOCTEUR **DUCHESNE**, DE PARIS

DENTISTE

Inventeur du Compresseur Analgique et de l'Évulseur breveté, Membre correspondant de plusieurs Sociétés savantes, nationales et étrangères, etc., etc.

PRIX : **50** CENTIMES

CHEZ L'AUTEUR, 26, Rue Vivienne, 26.

PARIS,

IMPRIMERIE DUBOIS ET EDOUARD VERT,

Rue Notre-Dame-de-Nazareth, 20.

185[illegible]

DES NÉVRALGIES DENTAIRES

ET DE LEURS RAPPORTS

AVEC L'ODONTOTECHNIE.

CHAPITRE PREMIER.

Définition.

Le mot de névralgie est dû à Chaussier, qui a appelé ainsi un genre de douleur se présentant ordinairement avec des caractères très intenses, se manifestant par accès, quelquefois irréguliers, souvent périodiques, et toujours fixés sur le trajet d'un tronc nerveux ou de ses branches.

Pour bien comprendre la description des névralgies dentaires, il faut tout d'abord dire quels sont les nerfs qui innervent les régions maxillaires. Ceux qui les distribuent aux dents et aux mâchoires sont fournis par la cinquième paire des nerfs crâniens que l'on appelle trijumeaux. La mâchoire supérieure et les dents qui correspondent à cette mâchoire reçoivent leur innervation de la deuxième branche. Ce sont les alvéolo-dentaires postérieurs et l'alvéolo-dentaire antérieur. Le maxillaire inférieur et les dents d'en bas reçoivent leurs nerfs du maxillaire inférieur. Ce nerf se porte en dehors et en avant, sort du crâne par le trou ovale, arrive dans la fosse zygomatique et se divise en sept rameaux, le temporal profond, le masselérien, le buccal, le pterygoïdien, le lingual et le dentaire inférieur.

Les caractères des névralgies sont parfaitement reconnaissables; la douleur se présente d'abord sous une certaine apparence d'obscurité le malade ne se plaint pas encore, il accuse seulement un peu de pesanteur dans la région affectée; mais bientôt la douleur devient *vive, déchirante, lancinante, brûlante, pongitive, tensive;* c'est un sentiment de *pulsation*, de *torsion*, d'*élancement* et d'*arrachement* : c'est une douleur *aiguë* et *poignante*, un sentiment de *brûlure*, de *dilacération* ou de *perforation*. Cette sensation ou celle qui ôte au malade la faculté de la parole, lui arrache des cris pareils à ceux de l'agonie. Quelquefois la boite crânienne semble vouloir éclater ; ces lancinations, analogues à des coups appliqués sur la tête, coïncident avec les pulsations des artères ; elles rendent le malade insensé, furieux, et finissent par l'assoupir, brisé par la fatigue et la douleur. Telle est à peu près la description que le docteur Ollivier donne de la douleur névralgique. (1)

Cotugno l'a dépeinte en termes vrais et énergiques, quand il l'a comparée à des éclairs de douleur, *fulgura doloris*.

Souvent bornée à un tronc, elle s'étend quelquefois à toutes les ramifications de ce tronc jusqu'à ses extrémités, en occupant un espace considérable; apparaissant tantôt d'une manière subite, elle est par fois accompagnée d'un malaise général. d'une espèce d'anxiété précordiale, de pesanteur, d'engourdissement, de formication, comme le dit très bien encore le docteur Ollivier. (2) Ces prodromes, souvent très légers, se présentent néanmoins dans certains cas avec une certaine intensité. On observe, en outre, un tremblement qui n'est autre chose qu'une série de secousses que l'on a comparées à un choc électrique qui, se succédant brusquement, contrarient les mouvements volontaires sans les empêcher tout-à-fait.

Tels sont les caractères généraux des névralgies qui, comme nous le verrons plus tard, peuvent être confondus avec ceux qui résultent d'une inflammation des nerfs (névrite), tout en présentant entre eux des différences notables. Du reste, tous les symptômes que nous venons de décrire succinctement diffèrent suivant les individus, leur constitution, leur tempérament, et sur-

(1) Docteur Ollivier. — *Dictionnaire en trente-cinq art. névralgie.*

(2) Docteur Ollivier. — *Loco citato.*

tout suivant l'organisation et les fonctions de la partie où siége le mal. Les névralgies dentaires sont caractérisées par les mêmes symptômes ; la céphalgie est seulement plus intense; il y a des éblouissements, des bourdonnements dans les oreilles, de l'agitation dans les muscles de la face, par fois même du délire, une certaine constriction de la région laryngo-pharyngienne, avec suffocation; enfin les battements du cœur sont plus précipités.

La durée de la névralgie dentaire offre une grande variété. Rarement un accès n'est pas suivi d'un autre; la récidive, est le cas le plus ordinaire. Tantôt remittent ou intermittent, l'accès peut apparaitre brusquement au moment où le malade jouit d'une santé parfaite, et lorsqu'il avait déjà perdu la mémoire de sa dernière attaque. Mais si ce caractère de brusquerie est son caractère dominant, quelquefois l'accès est précédé d'une douleur obtuse, d'un malaise général, d'un engourdissement *sui generis* dans la partie qui sera bientôt frappée. L'état général, en un mot, souffre, mais cette souffrance est localisée; c'est pour cela que quelques auteurs ont voulu faire de ces symptômes prodromiques une affection locale, particulière, qu'ils ont décrite sous le nom de fièvre larvée.

Quel est le siége des névralgies dentaires? est-il dans les nerfs dentaires eux-mêmes? Souvent elles existent sans qu'il y ait aucune maladie des gencives, des dents ou des alvéoles ; on la rencontre unie à des névralgies de l'œil, de l'oreille, de la face, du pharynx, de la langue, de la peau et des muscles du cou. Cette névralgie ne se borne jamais à occuper une seule dent, et, comme nous le ferons remarquer p us tard, l'extraction de ces dents, loin de calmer, augmente la douleur. On comprend combien il importe de bien diagnostiquer une névralgie d'une carie, et quelles sont les conséquences d'une erreur commise dans de semblables circonstances. Nous nous étendrons plus longuement sur ce sujet au chapitre de l'anatomie pathologique.

CHAPITRE II.

Causes.

On a passé en revue toutes les circonstances qui peuvent donner lieu à des accidents nerveux quelconques, et toutes ont été accusées d'être des causes soit déterminantes, soit occasionnelles des névralgies dentaires. Mais il faut avouer que la science est encore peu avancée à cet égard, et c'est ici où jamais le cas de répéter l'expression dont se servait Hippocrate en parlant des causes des grandes épidémies, το Θεῖον Chacun peut l'interpréter à sa manière. Quoiqu'il en soit, nous allons dire quelques mots des causes les plus probables.

Les saisons froides, humides, les pluies orageuses, la prédominance du vent d'Est dans certaines contrées, ont été indiquées comme exerçant une certaine influence sur leur production. Les individus à système nerveux, les mélancoliques, les hypocondriaques, les personnes sujettes à la goutte et aux affections rhumatismales, paraissent y être plus prédisposées.

Telle est la règle générale ; mais que d'exceptions elle présente !

Chaque âge de la vie exerce son influence sur le développement des diverses espèces d'affections nerveuses : ainsi l'enfance est sujette à la coqueluche, au spasme de la glotte, à la chorrée ; l'âge adulte prédispose aux névralgies des organes de relations et de reproduction, à l'hystérie, à l'hypocondrie, cette hysterie de l'homme, d'après l'expression de Sydenham.

Les femmes sont plus fréquemment atteintes que les hommes ; nous avons été à même de vérifier ce fait. La même opinion a été émise par Fothergill, mais elle n'est pas partagée par tous les auteurs. Thouré prétend avoir observé le contraire. Quoi qu'il en soit, et ceci nous parait incontestable, c'est surtout à l'époque de la cessation des règles que cette maladie se manifeste le plus souvent chez elles ; enfin, elle se présente plus fréquemment dans les classes aisées que dans les classes pauvres.

Les causes occasionnelles des névralgies dentaires sont assez nombreuses : l'impression d'un courant d'air froid, l'usage en été des boissons à la glace, l'immersion d'une partie de la face dans l'eau, en un mot, tout ce qui peut occasionner des changements de température surtout dans les régions maxillaires, les chutes sur la tête, principalement celles qui déterminent quelques lésions du côté de la face.

On a prétendu que des attaques de névralgie étaient survenues après la guérison de fistules dentaires et après l'abus des préparations hydrargyriques.

Les affections morales tristes, les chagrins prolongés, la frayeur, considérés comme cause des névralgies en général peuvent bien aussi exercer une influence très-grande dans la production des névralgies dentaires. Dans tous les cas, si le moral ne peut pas être positivement accusé d'être cause occasionnelle, il est certain que les émotions vives, déterminent très-fréquemment la réapparition des accès.

Certaines tumeurs, développées soit dans la cavité buccale, soit sous les maxillaires inférieur ou supérieur, peuvent en agissant mécaniquement déterminer des douleurs névralgiques. On a vu une névralgie entretenue par une tumeur osteïforme développée à la racine d'une dent; l'extraction de celle-ci fit cesser la maladie. Nous avons déjà fait remarquer que cette opération a rarement un semblable résultat.

Des abcès se développent quelquefois dans le sinus maxillaire et déterminent absolument comme les tumeurs dont nous venons de parler de véritables névralgies dentaires. Il est vrai de dire que ces névralgies cessent dès que le liquide a été évacué. Il n'en est pas moins vrai que le diagnostic de ces collections purulentes, étant très-difficile et ces abcès ne se trouvant pas accompagnés des symptômes ordinaires, on peut facilement commettre une erreur de diagnostic et croire que l'on a affaire à une affection nerveuse.

Nous dirons, en terminant le chapitre des causes, que nous ne pensons pas que des écarts de régime, des excès d'aliments et de boissons spiritueuses, qui sont susceptibles peut-être de déterminer certaines névralgies organiques, puissent avoir une grande influence sur la production de névralgies dentaires; nous en dirons autant du virus syphilitique.

CHAPITRE III.

Anatomie Pathologique.

Les recherches les plus approfondies n'ont point encore fourni de données certaines sur la nature de l'affection qui nous occupe. Nous répéterons ce que Bérard disait à propos de la névralgie faciale. « Ce n'est ni une *névrite aiguë*, ni une *inflammation chronique*, ni une *dégénérescence particulière du nerf de la face*; et si la dissection a parfois montré certaines altérations morbides de ces conducteurs du sentiment, chez les personnes qu'une névralgie avait longtemps tourmentées, nous verrons que ces altérations sont trop peu constantes et trop peu uniformes pour qu'on doive en tenir compte. » (1) « *A. Bérard tome XII, Dictionnaire de Médecine*, 555. »

En effet, comme le dit le docteur Ollivier, cette lésion nerveuse résulte-t-elle d'une irritation du névrilemme seulement, ou de la pulpe nerveuse exclusivement? ou bien de l'un et de l'autre en même temps? Mais alors, qu'elle est la nature de cette irritation? Cotugno, Cerillo, Bichat, Van de Keer, ont observé, les uns une inflammation de l'enveloppe du nerf ou du nerf lui-même ; les autres au contraire ont prétendu que la pulpe nerveuse offrait un épaississement et un endurcissement remarquables. Bichat a noté sur le nerf, siége de la douleur, des dilatations variqueuses. Van de Keer a prétendu avoir observé une injection vasculaire très-prononcée, mais qui se trouvait seulement bornée au névrilemme. Il est donc fort difficile de se faire une idée exacte de l'anatomie pathologique des névralgies dentaires, au milieu d'opinions si contradictoires. Peut-on, en effet, conclure de tous ces,

(1) A. Bérard, tome XII, *Dictionnaire de Médecine*, 555.

faits que l'inflammation est toujours la cause de cette lésion nerveuse? Desault, et Cooper citent des exemples de névralgies dentaires chroniques dans lesquelles on n'a observé après la mort aucune altération perceptible.

Les italiens, eux, prétendent que les névralgies quelles qu'elles soient sont des *névrilemmités*. Nous allons citer quelques passages dans lesquels le docteur Rognetta, cherche à étayer cette opinion sur des faits : « M. Magendie, dit-il, pose en principe que les nerfs susceptibles de névralgie sont les nerfs du sentiment; les nerfs du mouvement, s'ils éprouvent quelquefois une pareille modification pathologique, ils le doivent aux filets des nerfs du sentiment avec lesquels ils s'anastomosent : ainsi à la face, par exemple, il n'y a que les nerfs de la cinquième paire qui offrent une pareille condition et ces nerfs paraissent, comme on sait, tenir sous leur domination, les organes des sens. » (1)

Passant en revue les différentes opinions qui ont été émises, « les auteurs, ajoute M. Rognetta, ne s'expliquent pas sur la condition pathologique ou sur la nature des névralgies; ils ont soin cependant d'avertir que le mal diffère essentiellement des inflammations et ils disent encore que ce qui les distingue, c'est que la compression avec la main appaise la douleur ou du moins ne l'augmente pas, tandis que le contraire a lieu en cas d'inflammation. Mais une légère réflexion fera comprendre que ce prétendu caractère distinctif n'est pas réel. Quelques uns soutiennent que la douleur névralgique tient à une condition *sui generis* de la pulpe nerveuse, condition inconnue, inexplicable, et qui permet de dire qu'il y a là maladie sans altération physique, maladie *sine materia*. Cette manière de raisonner cependant répugne à la logique. Nous pensons que cette question n'est pas tout-à-fait insoluble dans l'état actuel de la science, si l'on veut se donner la peine d'interroger l'anatomie pathologique des nerfs volumineux qui ont été le siége d'une douleur névralgique. Prenons, par exemple, la sciatique : il est impossible de nier les faits recueillis par Co-

(1) Rognetta, — *Traité d'Ophtal. p.* 193.

tugno et ses successeurs; or, ces faits ont démontré que constamment la gaîne du nerf sciatique était le siége d'un travail phlogistique. Cette gaîne, en effet, était non-seulement injectée, épaissie plus ou moins suivant l'intensité et l'ancienneté de la douleur, mais encore quelquefois hydropique. La pulpe du nerf n'étant altérée que dans des cas fort avancés de la maladie. Ces observations ont déjà dû faire considérer la névralgie sciatique comme le résultat d'une névrilemmite et rapprocher cette maladie des cephalalgies congestives; or, il nous semble qu'il est est impossible de raisonner autrement des névralgies des nerfs de petit volume que de celle de la face. On trouve dans Morgagni le cas d'une névralgie oculaire qui s'est terminée par la mort : il s'agit d'un enfant de treize ans qui avait présenté des douleurs sous-orbitaires et oculaires, puis des vomissements, les yeux fixes, le coma, des convulsions. A l'autopsie, on a trouvé les restes d'une névrilemmite optique, c'est-à dire de la sérosité sanieuse sous la dure-mère qui couvre la selle-turcique à l'endroit où passent les nerfs optiques. » (1) *Des causes et du siége des maladies. Ep. tome n° 2.*

M. Giacommini a parfaitement compris cette manière de voir; voici comment il s'exprime à ce sujet : « Elles (les névralgies) dépendent effectivement, dit-il, d'une sub-inflammation de l'arachnoïde qui enveloppe le nerf (sub-névrilemmie ou névrilemmie chronique). Le nerf dans ce cas n'est malade que lorsque l'affection a existé pendant longtemps et que des spasmes, un amaigrissement considérable, de l'insensibilité et de la paralysie se sont joints à la névralgie. Peu de remèdes ont joui d'une réputation aussi bien méritée que l'huile essentielle de thérébenthine, contre les névralgies, etc. »

Ces remarques me paraissent d'autant plus concluantes que les phénomènes dynamiques qui accompagnent les névralgies en particulier, celles de la région oculaire sont évidemment hypersthé-

(1) Morgagni. — *Des causes et du siége des maladies. Ep. tome n° 2.*

niques « (*Rognetta, traité d'ophtalmologie, page* 194). » (1)

En résumé, il faut reconnaître qu'il est le plus souvent difficile de déterminer d'une manière exacte les lésions et la nature des névralgies dentaires.

CHAPITRE IV.

Pronostic.

On a dit depuis longtemps, et je partage cette opinion, que de toutes les névralgies, la plus fâcheuse était la névralgie dentaire; c'est en effet celle qui détermine les plus vives douleurs. celle qui est le plus rebelle aux moyens thérapeutiques. Le pronostic devra donc en être très circonspect, très incertain; cette incertitude provient de la rareté, et de la difficulté de leur guérison et enfin, de ce qu'on les méconnait quand elles sont aiguës et passagères. Néanmoins, mais ces cas sont les plus rares, elle diminue d'abord d'intensité et cesse ensuite complètement, sans traitement, sans médication et par l'effet seul, soit de quelque révulsion naturelle ou accidentelle.

Les névralgies dentaires passent habituellement à l'état chronique; leur guérison n'en est alors que plus difficile, que plus rebelle à tous les moyens curateurs. Ce ne sont point des maladies mortelles et cependant on les a vues conduire les malades atteints jusqu'au suicide. M. Duval cite le cas d'un malheureux qui ne put être guéri d'une névralgie de cette espèce et qui mit fin à son existence.

Dans les premiers temps de son apparition, la névralgie dentaire n'altère pas sensiblement la santé générale; mais il arrive quelquefois, lorsque la maladie se montre rebelle aux moyens par lesquels on s'efforce de la combattre, que la nutrition languit, les digestions sont difficiles; l'insomnie, la tristesse, le découragement s'emparent bientôt du malade. On ne lira pas sans intérêt la description que Marc-Aurèle-Severino a donnée d'une ma-

(1) Rognetta. — *Loco citato.*

ladie de cette espèce qui se rattache probablement à une névralgie du nerf dentaire inférieur. « *Vivit ad huc vitæ pertæsus homo; vigiliis nocturnis molestiisque diurnis quassus, actusque sic ut aridus et squalens toto corpore futurum sit aliquandios ut doloribus satis immodum quot Plautus ait liquescat.* » (1) *De recondit. rer. natur., page* 236, 1724 *in-4o*.

CHAPITRE V.

Traitement.

Nous passerons très brièvement en revue les moyens curatifs qui ont été employés pour combattre les névralgies dentaires.

Les émissions sanguines quand l'affection est accompagnée de signes de phléthore locale ou générale ; les purgatifs légers, la diète lactée, et l'usage des aliments très doux ; tels sont les moyens qui sont le plus souvent mis en usage. Lorsque la maladie existe sur un sujet faible, il est important de proscrire les émissions sanguines : dans ce cas, Sydenham conseille les infusions toniques et particulièrement le quinquina. Le sulfate de quinine et les préparations arsenicales ont été recommandées par des notabilités médicales, Scennes, Nesse-Hill, Hallydée et M. Dalaurie; enfin, les préparations narcotiques sont celles qui ont été le plus souvent mises en usage : la jusquiame employée par Bellengérie, Meglin, qui en a fait une des parties principales de ses pilules, en combinant l'extrait de cette plante avec la valériane et l'oxide de zinc : la belladone que le trapiste docteur Debreyne a préconisée et sur les bons effets de laquelle il a rapporté un grand nombre d'observations; nous pouvons en dire autant du docteur Herber Starck, Schlegel et Streuenhagen ; cette plante est administrée intérieurement et extérieurement; enfin le datura stramonium et l'aconit napel, employés avec succès par M. Velsel et le médecin russe, le docteur Kirckhoff; nous ne citerons que pour mémoire l'assa fœtida, le cyanure de potassium, employés en topique par

(1) *De recondit. rer. natur., p.* 236, 1724 *in-4o*

M. Lombard, de Genève ; toutes les préparations opiacées l'huile de croton tiglium, le camphre, les vésicatoires, les moxas, la strychnine et la vératrine préconisées dans ces derniers temps.

La chirurgie n'a pas, contre cette affection de moyens curatifs plus certains que ceux que fournit la médecine.

Nous avons déjà vu que l'extraction des dents n'avait que très rarement un heureux résultat. On a conseillé les scarifications des gencives, et nous avons été a même d'observer assez souvent que ce moyen chirurgical si simple donne d'excellents résultats, en agissant comme révulsif. La compression ou la section, la cautérisation des nerfs sous-orbitraires, mentonier, facial, quand ces nerfs sont douloureux, en même temps que ceux des dents, ont été mises en usage avec des résultats divers.

Disons, enfin, un dernier mot de l'éectro-thérapie, cette médication si en vogue depuis quelques années, et sur laquelle M. Duchesne (de Boulogne), s'efforce d'appeler l'attention du monde savant. Il y a en effet, un agent mystérieux doué d'une puissance infinie et dont l'antiquité soupçonnait à peine l'existence. Ce *fluide* qui joue un si grand rôle dans toutes les sciences, qui a détrôné le calorique et la lumière; ce fluide, disons-nous, c'est l'électricité. Il rappelle cette âme universelle de la philosophie ancienne.

.... *Totam diffusa perartus.*
Mens agitat molem et magnose corpore miscet.

Tous les appareils susceptibles de développer l'électricité, ont été employés. Ce sont ces appareils, notamment ceux de M. Bretoner, de M. Duchesne, qui nous paraissent avoir le plus d'efficacité. Enfin, nous ne mentionnerons que pour mémoire l'accu-poncture et l'électro-poncture.

CHAPITRE VI.

Des Névralgies dentaires dans leurs rapports avec l'odontotechnie.

Nous consacrerons notre dernier chapitre à étudier les rapports de la névralgie dentaire avec l'odontotechnie.

Tout le monde sait que par odontotechnie, on veut parler des opérations qui s'exécutent sur les dents. Gallien appelait ιατρο ιοδοντοι les médecins qui cultivaient cet art. L'exercice de cette spécialité réclame beaucoup d'adresse et des connaissances particulières.

L'odontotechnie peut se diviser en quatre parties principales, le *Limer*, le *Plomber*, *l'Extraction des dents* et enfin, la Prothèse dentaire.

Nous allons passer en revue chacune de ces opérations, et étudier les rapports qu'elles peuvent avoir avec les névralgies qui nous occupent.

Le *limer des dents* a soulevé bien des discussions et on a encore conservé contre lui d'énormes préjugés, nous disons préjugés, car selon nous c'est encore le moyen le plus efficace pour conserver une dent atteinte de carie; mais il faut bien se garder d'en abuser, et cette opération, malgré son inocuité apparente, présente quelques contrindications, chez des personnes d'une grande susceptibilité nerveuse. Chez celles atteintes de névralgie faciale et surtout de névralgie dentaire, il faut en user avec beaucoup de prudence; si dans ce cas, la lime ne peut pas être considérée comme cause occasionnelle, elle pourrait devenir cause déterminante; aussi, chaque fois que l'on y aura recours et que l'on aura seulement cette crainte, le praticien devra prendre certaines précautions, parmi lesquelles je me contenterai de citer le bain entier pris la veille ou le jour même de l'opération; il sera utile dans quelques cas de ne limer les dents qu'en plusieurs séances et à des intervalles plus ou moins éloignés, à cause de la douleur et de l'agacement portés parfois à un tel degré, qu'ils brisent le courage le plus énergique.

Le *Plomber des dents* peut toujours se pratiquer sans avoir à redouter aucune influence fâcheuse sur les névralgies dentaires. Notons seulement ce fait, raconté par le docteur Sernin et rapporté par M. Oudet: M. Sernin a observé sur lui-même que des dents plombées parfaitement insensibles aux divers agents avec lesquels elles sont habituellement en rapport, peuvent, sous le contact de certains corps métalliques et par une influence galvanique, devenir le siége de sensations douloureuses. Ce fait, constaté aussi par M. Duval mérite d'être pris en considération, car dans plus d'une occasion il peut faire éviter des méprises qui ne seraient pas sans gravité. Nous n'avons pas besoin de nous appesantir sur les conclusions à déduire du fait que nous venons de rapporter.

L'extraction des dents est une des opérations les plus fréquentes de la chirurgie ; habituellement simple et facile, elle est dans certains cas suivie d'accidents et présente des difficultés dans son manuel opératoire.

Moyen extrême pour la guérison de l'odontalgie, on ne doit y avoir recours que lorsqu'on a épuisé toutes les ressources thérapeutiques, car si c'est un talent en chirurgie que de bien opérer, c'en est un plus grand encore et surtout un plus utile que de guérir sans opérer.

Règle générale; Il ne suffit pas qu'une dent soit douloureuse pour qu'on doive en faire le sacrifice ; cette douleur peut en effet n'être que symptomatique, et le chirurgien , pour ne point s'exposer à une méprise fâcheuse, doit alors se livrer à un examen des plus attentifs.

Une dent cariée détermine quelquefois des douleurs non-seulement au point où siége le mal, mais encore à toutes les parties circonvoisines. Le praticien devra donc interroger l'état des gencives, soumettre les dents à la percussion , à l'impression des liqueurs chaudes et froides, et surtout les explorer à l'aide d'une sonde très fine pour découvrir celle qui est atteinte de carie.

L'odontalgie peut donc, comme nous venons de le laisser entrevoir, être confondue avec la névralgie dentaire, s'il se présente une personne chez laquelle le diagnostic différentiel de ces deux affections offre quelques difficultés. Si cette personne est surtout atteinte de l'une de ces deux affections, le praticien devra s'abstenir, car en supposant l'extraction de la dent bien indiquée, il est probable que l'opération déterminera un accès névralgique qui sera pire que le mal.

On donne le nom de *prothèse dentaire* aux procédés mécaniques à l'aide desquels on répare la perte des dents ; cette partie de l'odontotechnie a fait dans ces derniers temps d'immenses progrès ; nous ne parlerons ici que des rapports qu'elle affecte avec les névralgies dentaires.

On emploie dans la prothèse dentaire pour la confection des dents et des dentiers artificiels les défenses de l'hippopotame, des dents humaines et des dents minérales de diverses compositions.

Les dents artificielles sont à pivot ou fixées par des ressorts. Le dentier complet, qui satisfait à toutes les conditions désirables, est une œuvre qui n'est pas sans difficulté ; elle exige une longue expérience et une grande adresse, aussi le nombre qui remplissent parfaitement leur but est-il très restreint; la plupart ne servent que d'ornement à la figure et ne président qu'imparfaitement aux actes si importants de la mastication.

Les dents à pivot ou à ressort et les dentiers peuvent-ils quelquefois être regardés comme cause déterminante de l'affection qui nous occupe? Ce fait, quoique rare, nous paraît incontestable; nous avons recueilli à ce sujet assez d'observations pour qu'il ne puisse pas être révoqué en doute. Le praticien devra donc redoubler d'attention chaque fois qu'il aura à poser une pièce artificielle à une personne atteinte ou prédisposée aux névralgies dentaires. Toutes les pièces de l'appareil devront être aussi légères que possible, s'enlever facilement à la moindre douleur, à la seule menace d'un accès névralgique.

www.ingramcontent.com/pod-product-compliance
Lightning Source LLC
LaVergne TN
LVHW052029170826
845678LV00018B/1438

* 9 7 8 2 3 2 9 6 2 6 2 7 7 *